U0210473

#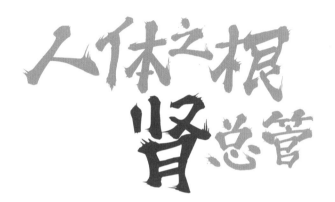

人体之根 肾总管

中国日报新媒体 ○ 联合监制

春芽 ○ 著

瓦西李　李筱甜 ○ 绘

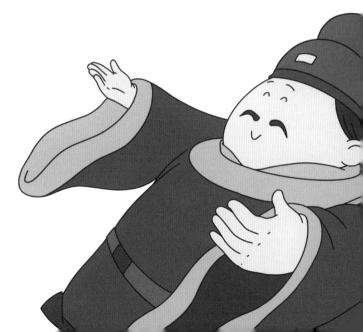

湖南科学技术出版社 · 长沙

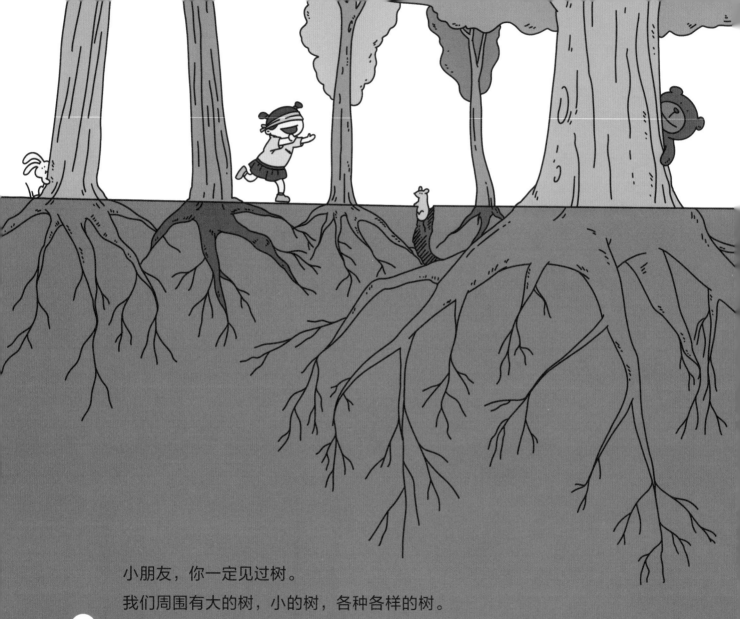

小朋友，你一定见过树。

我们周围有大的树，小的树，各种各样的树。

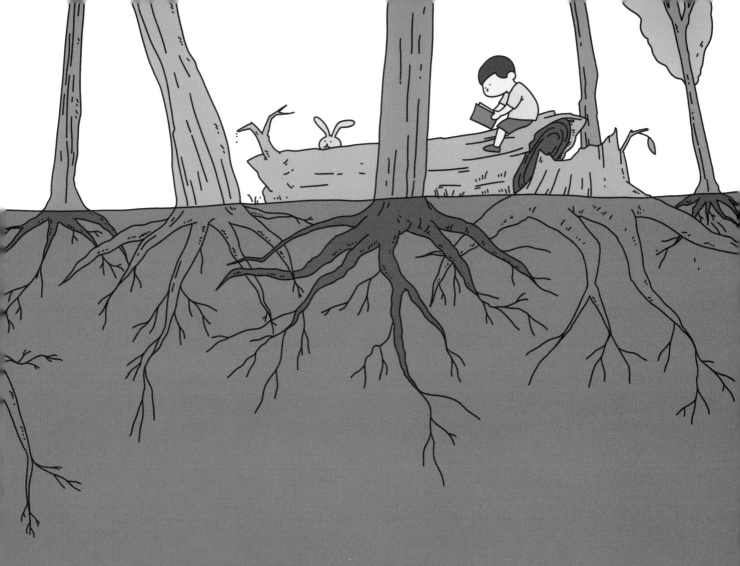

根是树生命的起点，也是树营养物质的源泉，
根深才能叶茂。

3

如果把人体比喻成一棵树，
肾脏就是人体的根，也是脏腑王国中的大总管。

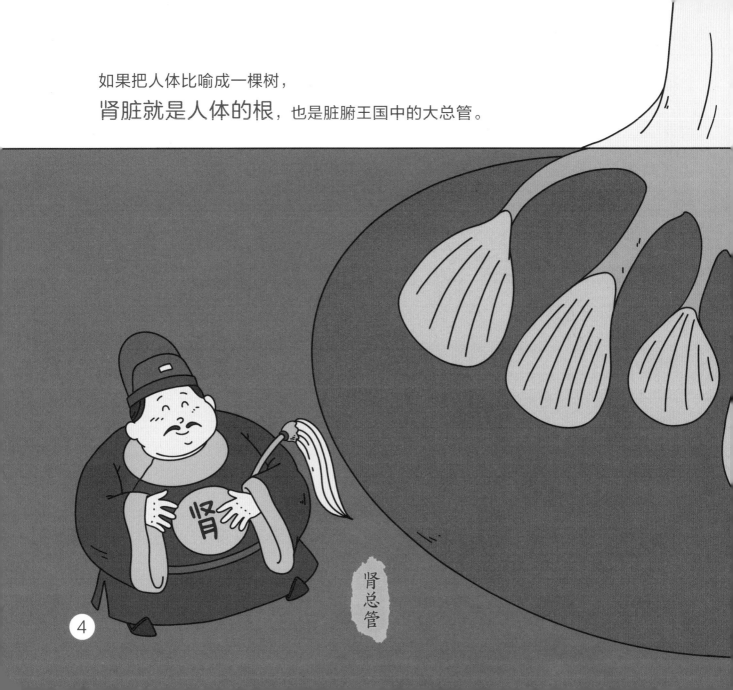

肾总管

人体的生长、衰老、相貌、身高、排便、呼吸等都和肾脏息息相关。

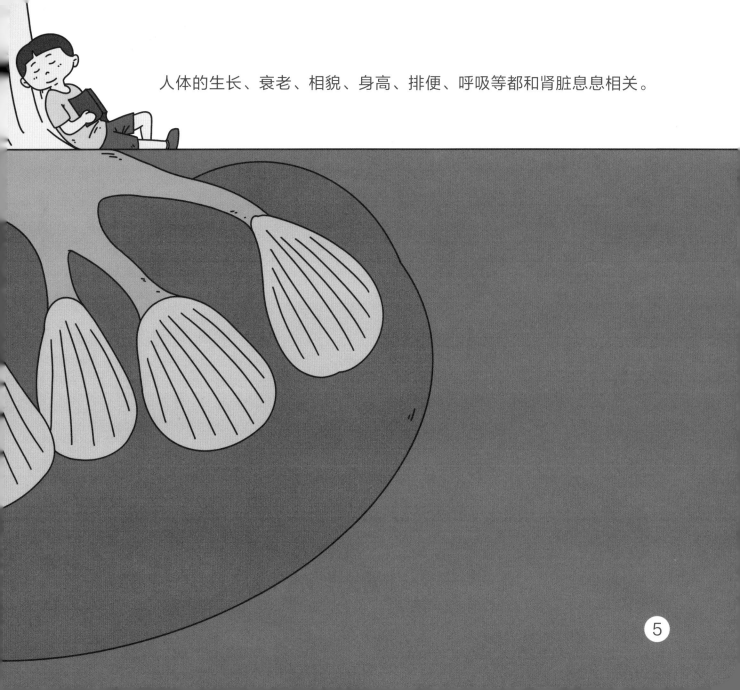

人体之根肾脏贮藏着
人体必需的"养分"——肾精。

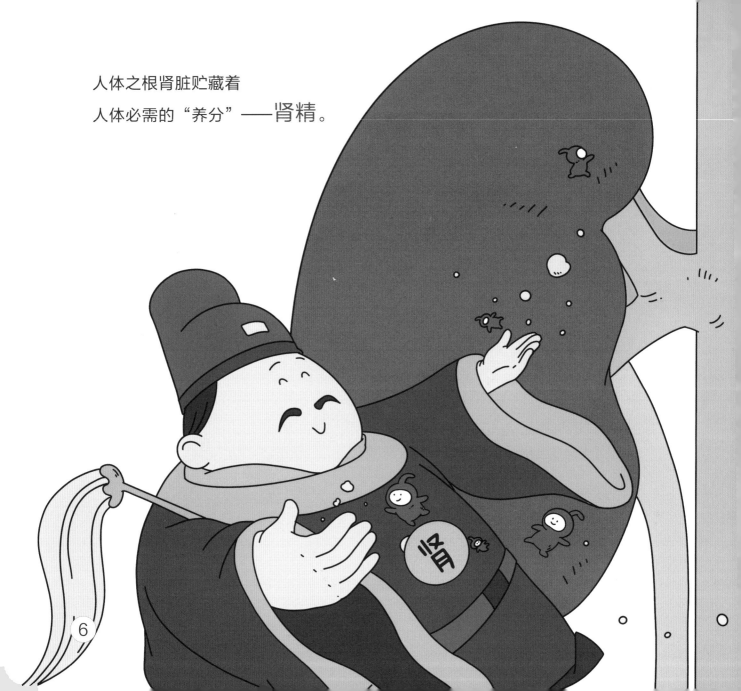

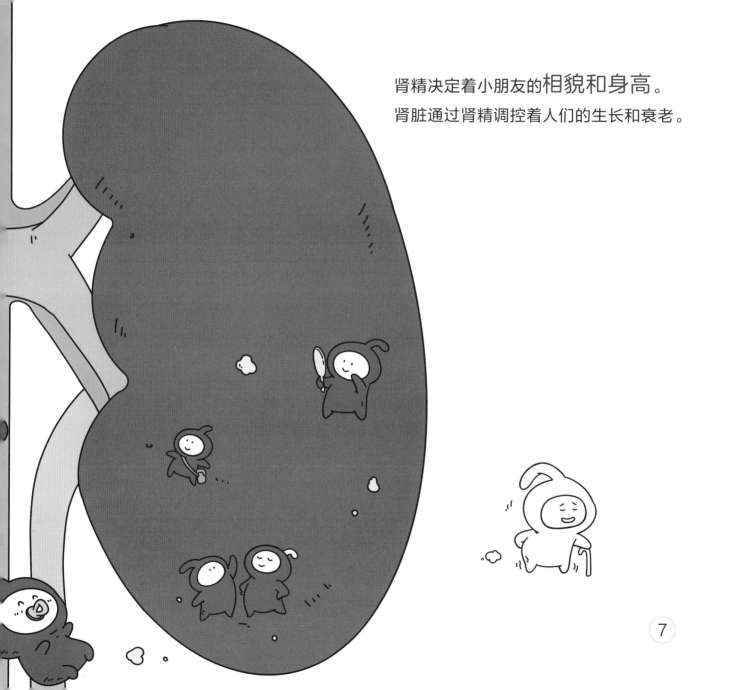

肾精决定着小朋友的**相貌和身高**。
肾脏通过肾精调控着人们的生长和衰老。

最原始的肾精来源于父母，这些肾精决定了我们最初的相貌，所以小朋友普遍长得像父母。

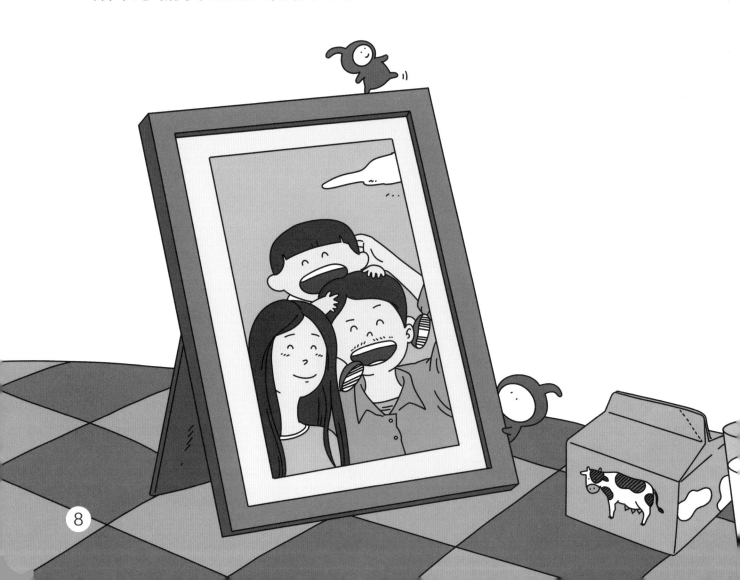

随着小朋友身体生长的需要，一部分肾精会变身为骨髓，营养着人体的骨骼。

因此，肾精充足的小朋友，身体也会更加**高大强壮**。

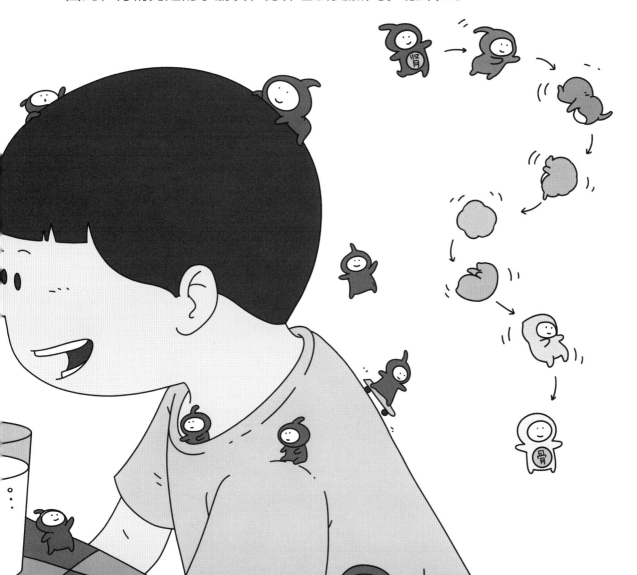

相较于小朋友，
老年人身体内的肾精数量较为稀少。

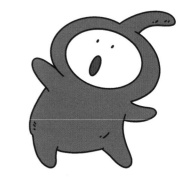

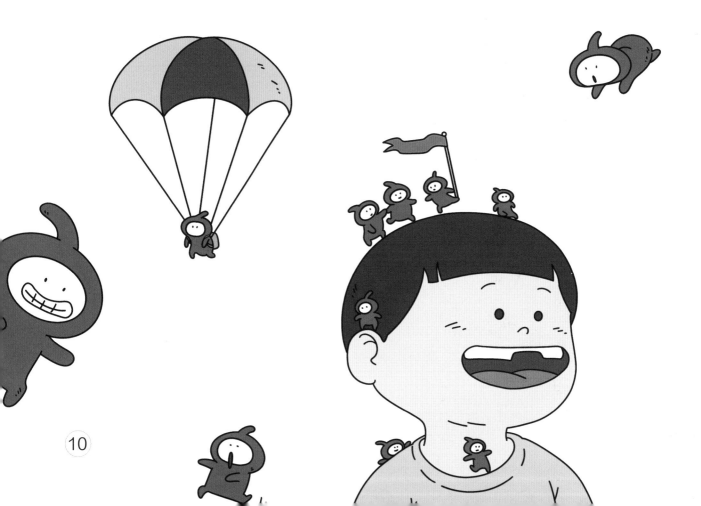

失去了肾精对人体强有力的支持，
老人家的牙齿会逐渐脱落，骨骼也更容易出现健康问题。

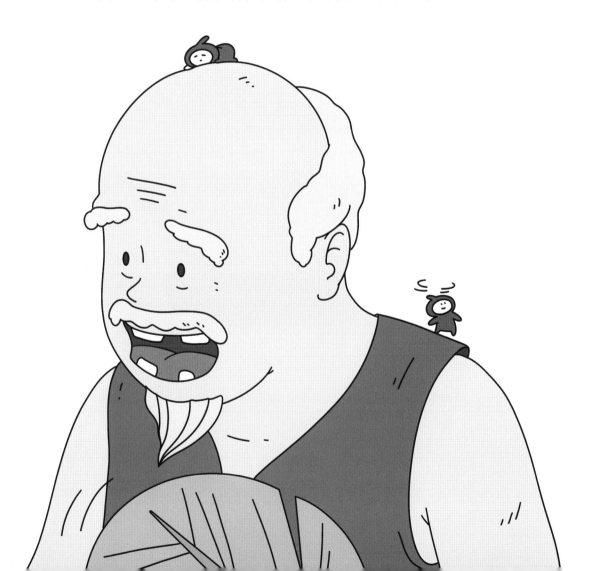

肾脏除了负责贮藏肾精，
它还**掌管着水液的代谢**。

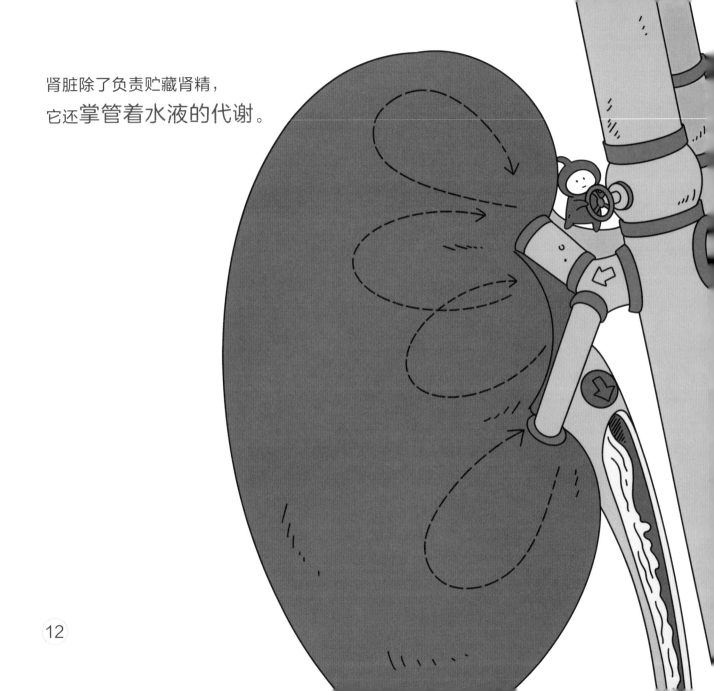

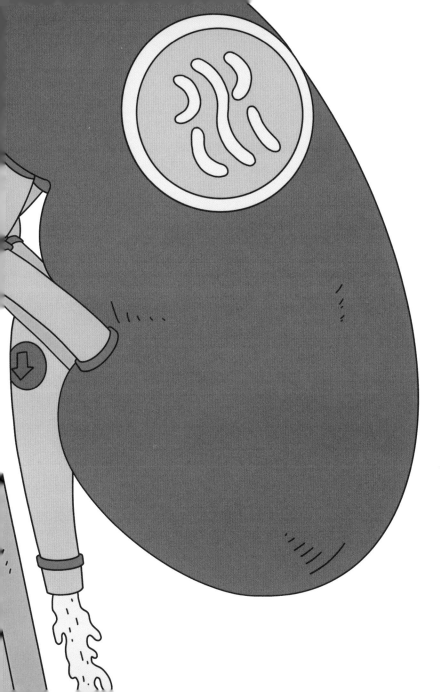

因此，肾脏也被称为"水脏"或者"水之下源"。

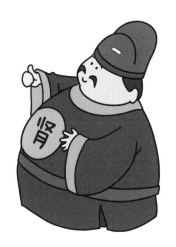

人体从饮食中获得的水液，
经过脾脏的运化会被人体吸收利用，
剩余的废水则会储存在膀胱里。

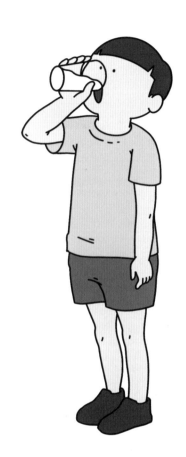

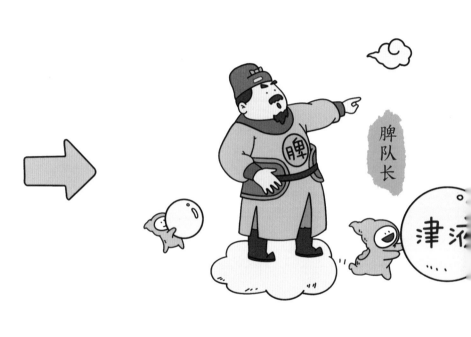

脾队长

津液

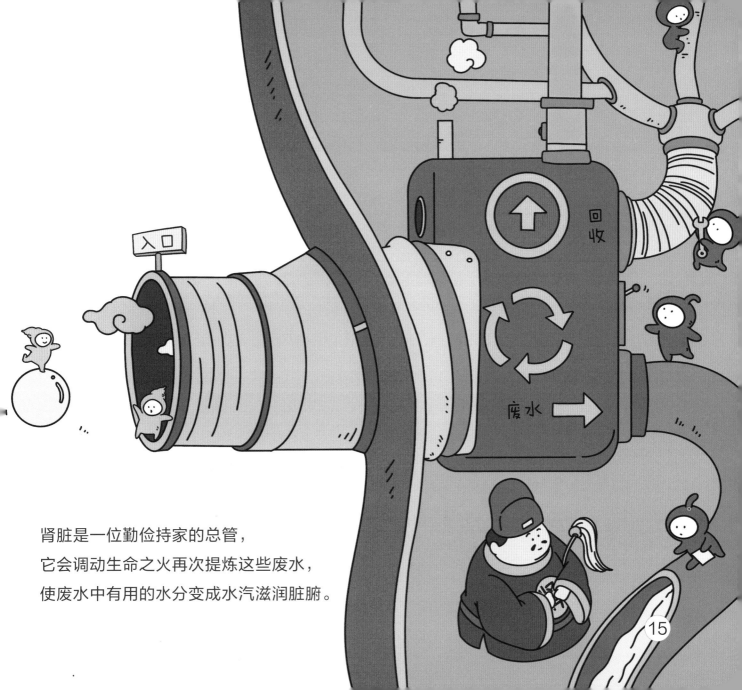

入口

回收

废水 →

肾脏是一位勤俭持家的总管，
它会调动生命之火再次提炼这些废水，
使废水中有用的水分变成水汽滋润脏腑。

15

被提炼之后的废水就是我们的尿液。

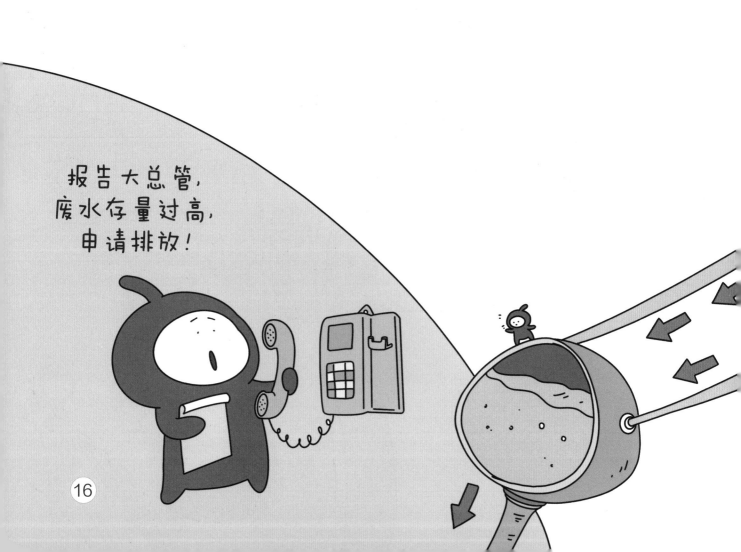

报告大总管，
废水存量过高，
申请排放！

16

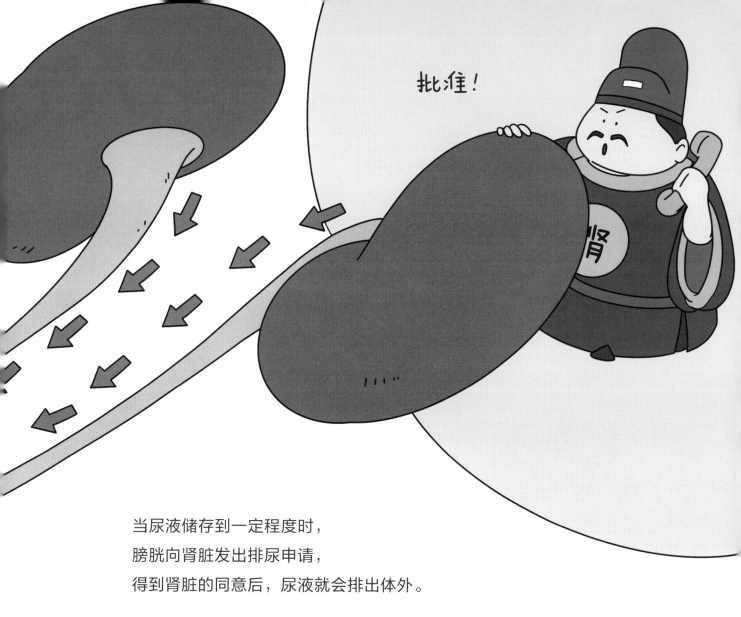

当尿液储存到一定程度时，
膀胱向肾脏发出排尿申请，
得到肾脏的同意后，尿液就会排出体外。

肾总管的胆子很小，对人们恐惧紧张的情绪特别敏感。

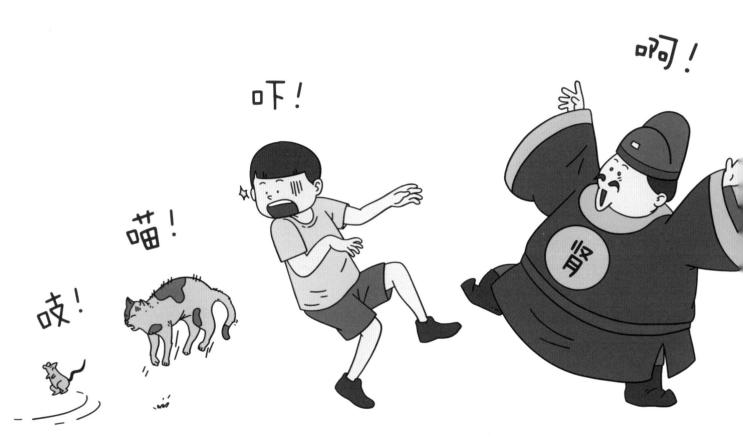

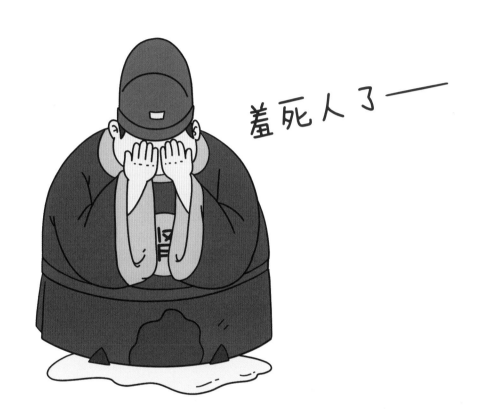

如果人们过度恐惧、紧张时，肾脏控制尿液排出的功能就会出现异常。这时人们就会出现尿频的症状，甚至发生小便失禁。

作为脏腑王国的大管家，肾脏不仅掌管着水液代谢，还负责帮助肺脏进行呼吸运动。

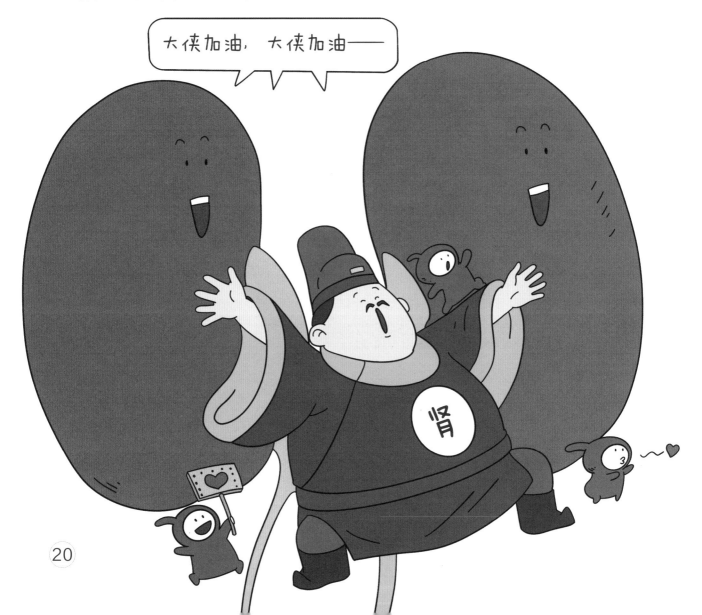

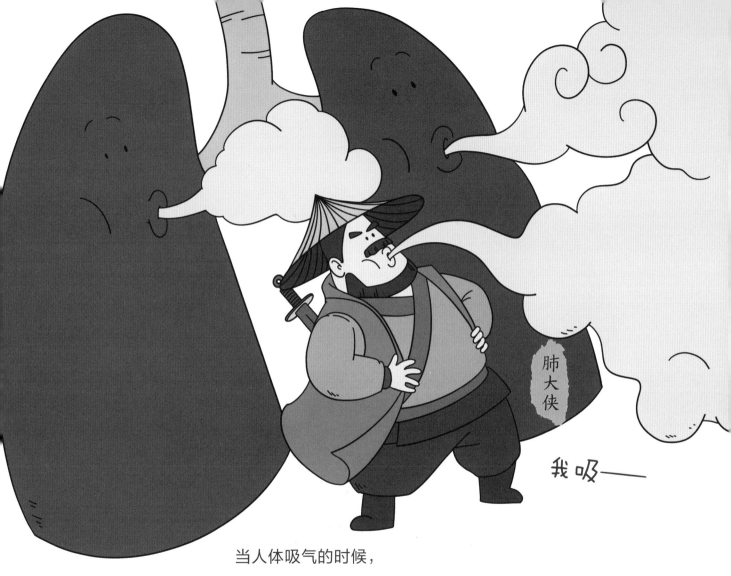

当人体吸气的时候，

肾脏总会为肺脏呐喊助威，使肺脏吸入更多的空气。

肾脏的这个功能叫作"纳气"。

如果肾脏虚弱，
肺脏就会出现吸气时间短、呼气时间长的症状，
中医把这种症状叫作"呼多吸少"。

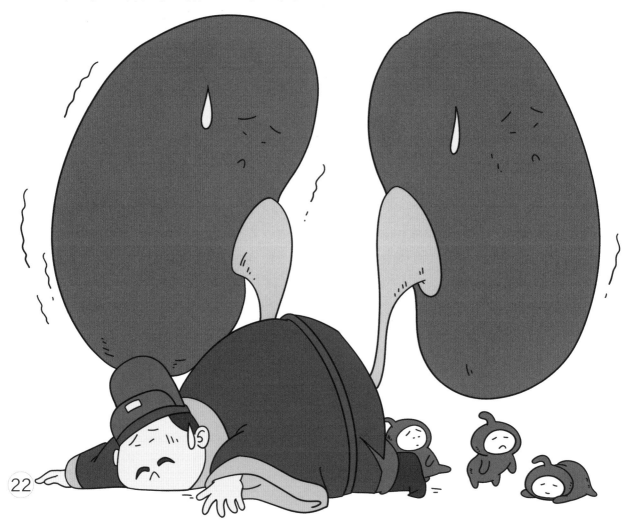

小朋友想一想，身边哪些人会出现呼多吸少的症状？

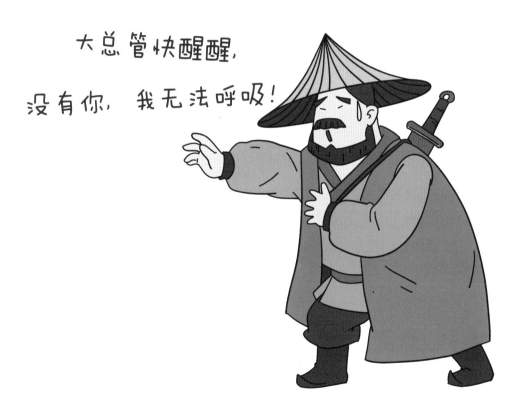

大总管快醒醒，没有你，我无法呼吸！

肾脏对人体特别重要，人体委派了腰来保护肾脏。

腰是肾脏的房子，也是肾脏的健康警报器。

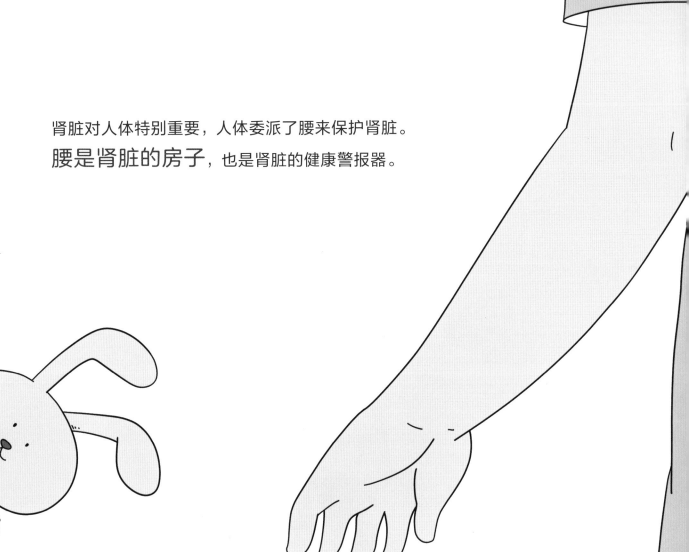

中药典故《菟丝子的故事》就讲述了腰和肾脏的关系。

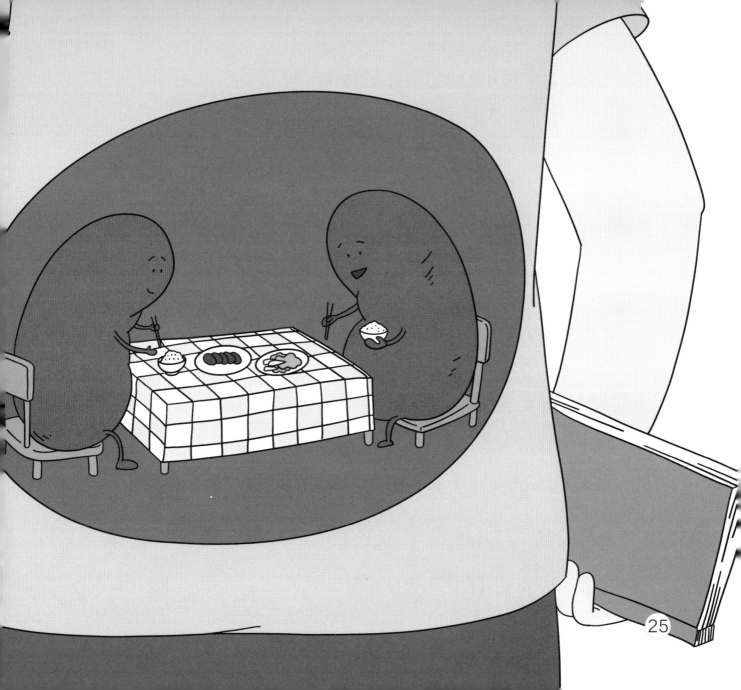

很久很久以前，有一位大地主特别喜欢兔子，
他专门雇佣了一个长工帮他照顾兔子。

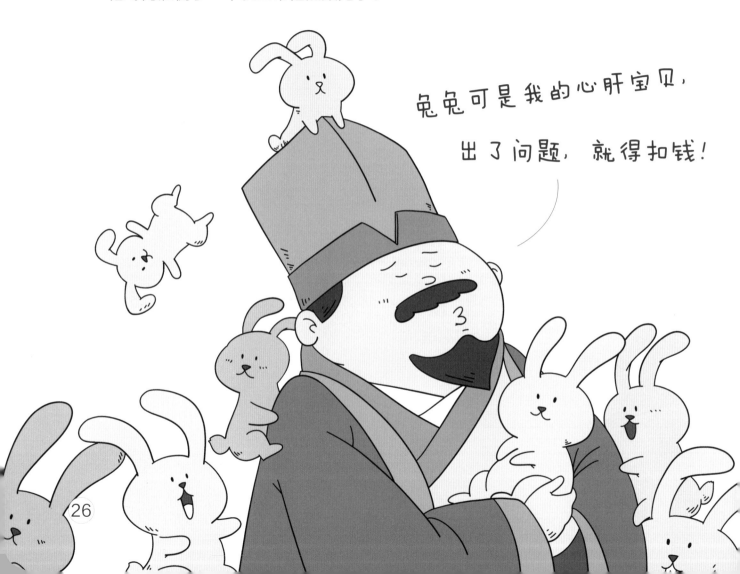

大地主害怕长工不用心照顾兔子，
他规定每死一只兔子就要扣掉长工四分之一的工钱。

我会盯住你的！

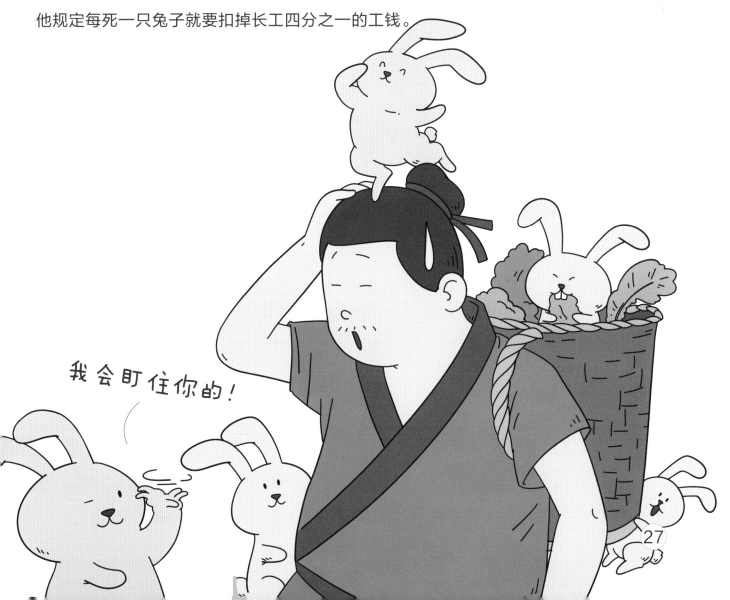

27

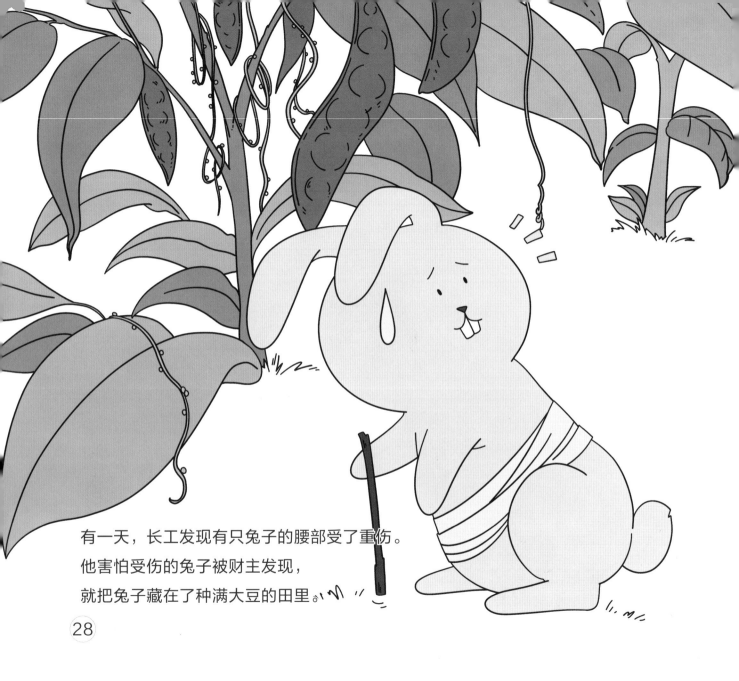

有一天，长工发现有只兔子的腰部受了重伤。
他害怕受伤的兔子被财主发现，
就把兔子藏在了种满大豆的田里。

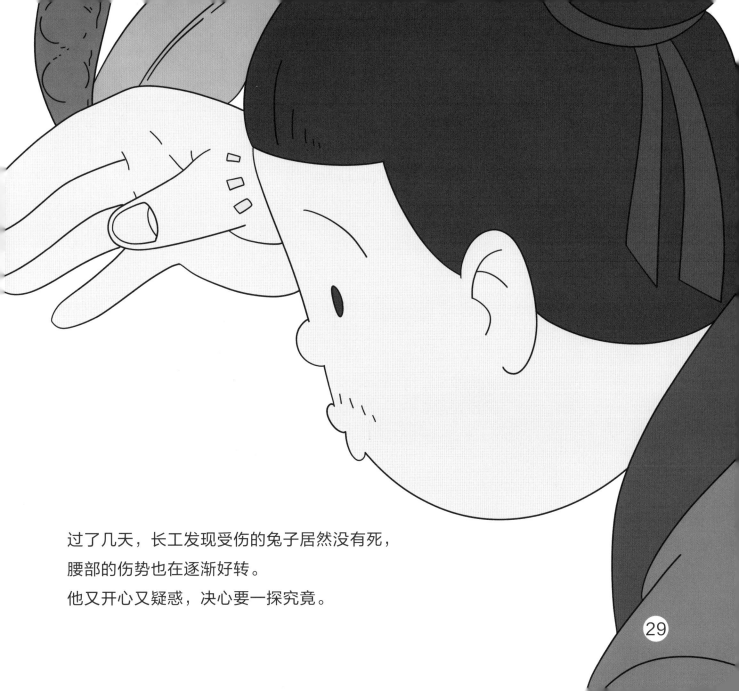

过了几天，长工发现受伤的兔子居然没有死，
腰部的伤势也在逐渐好转。
他又开心又疑惑，决心要一探究竟。

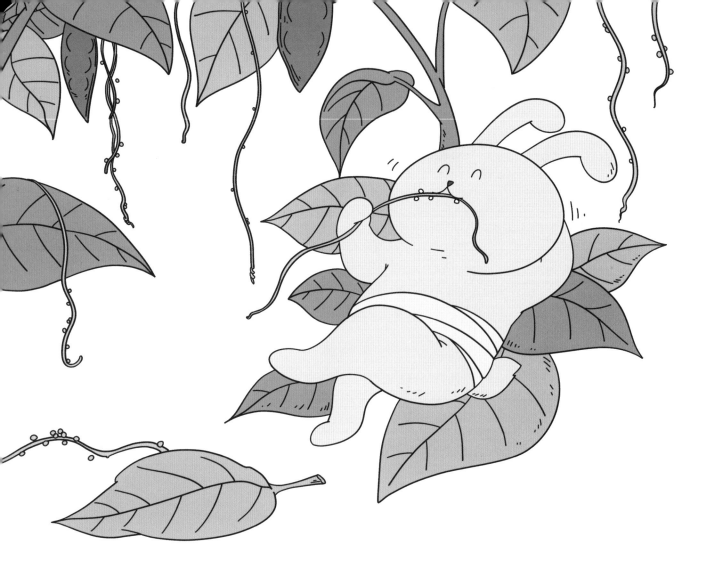

经过仔细观察，长工发现受伤的兔子经常吃一种缠绕在豆秸上的丝状野草。

他推断这种野草可能有治疗腰伤的作用。

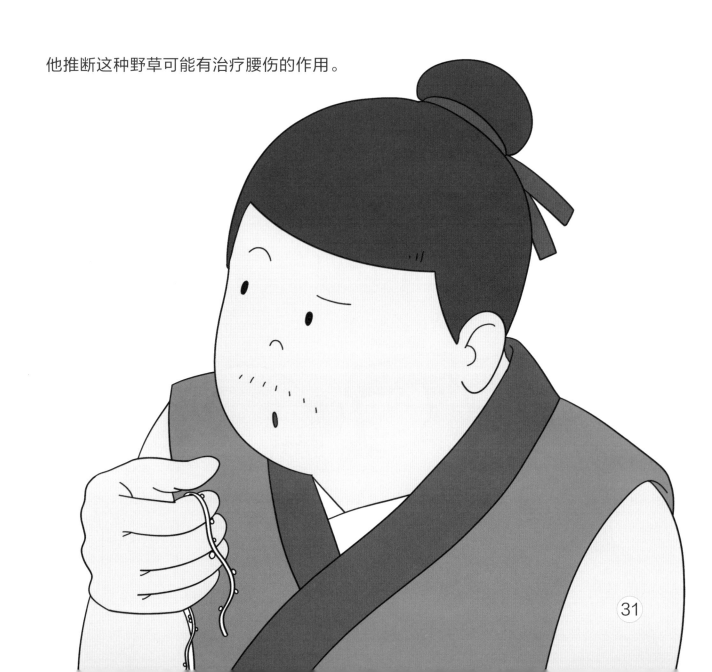

于是他把这种野草推荐给了患有腰疾的邻居。
邻居服用这种野草后，腰痛果然有所好转，
就请长工给这种野草取个名字。

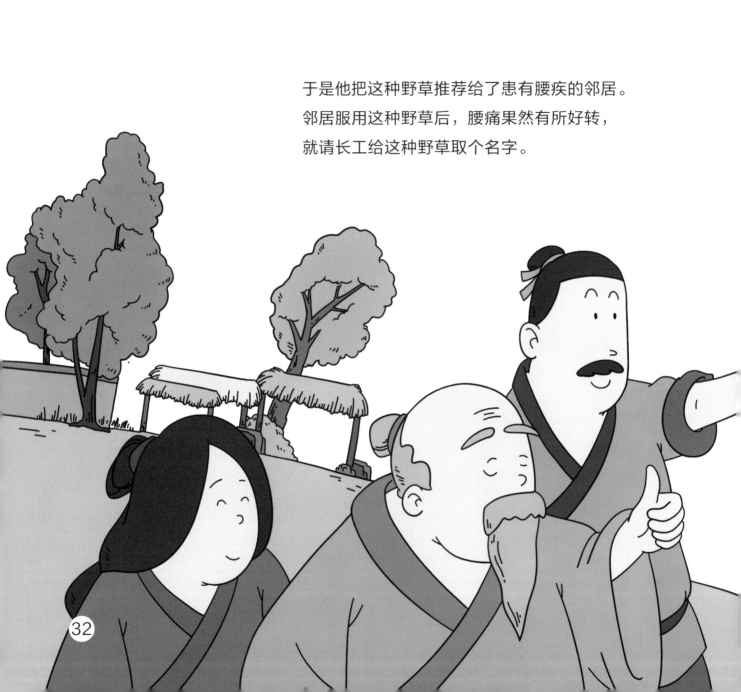

长工想了想，说：

它的样子像细丝，
因为治好了兔子的腰伤才被发现，
就叫它菟丝子吧。

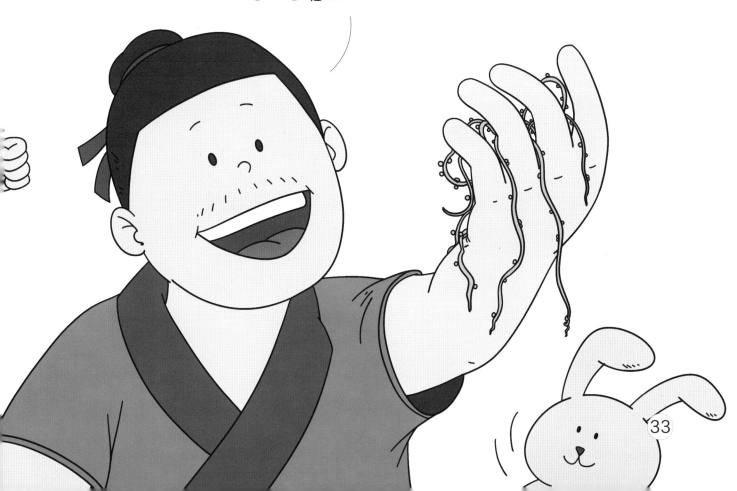

后来，经过中医医师的长期实践，
大家发现菟丝子可以补益肝肾、强筋壮骨。

良药啊！

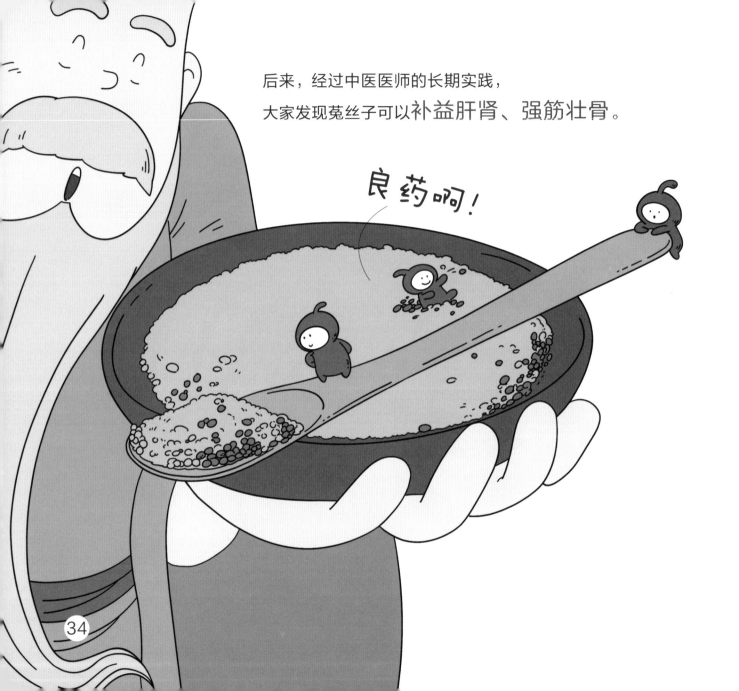

肾脏和腰紧密相连，
当肾脏出现健康问题时，腰部也会有所不适。
菟丝子的主要功效是补益肝肾、强筋壮骨，
我们可以用它来治疗
因肾脏虚损而引发的腰痛。

是我发现的哟——

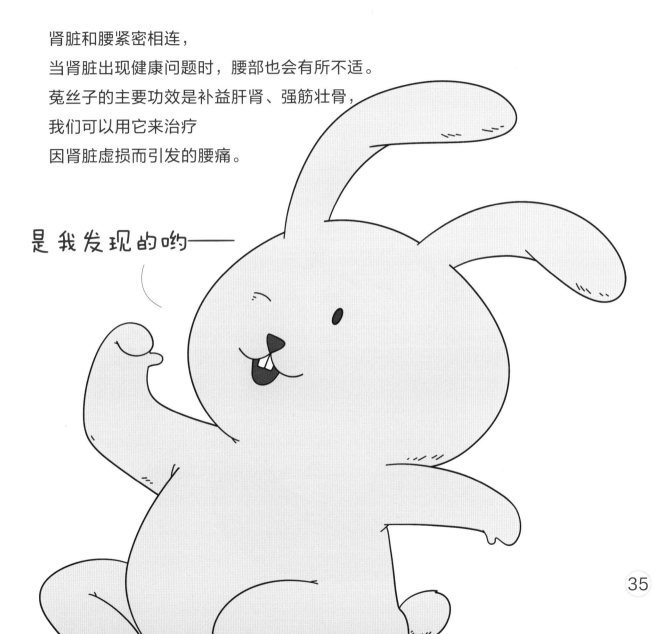

除了保护腰，还有没有什么小诀窍可以养护肾脏呢？

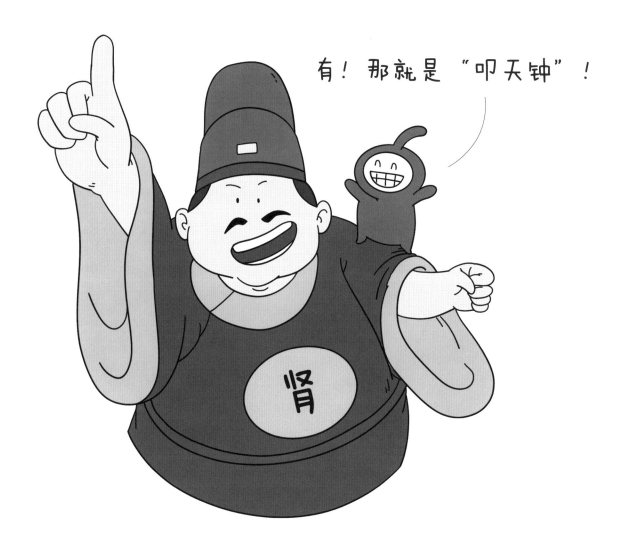

叩天钟俗称叩齿，即在空口状态时，上下牙齿有节奏地叩击。
我国古人认为叩天钟可以强肾壮骨，长期坚持可以益寿延年。

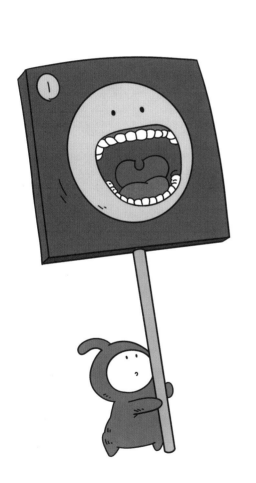

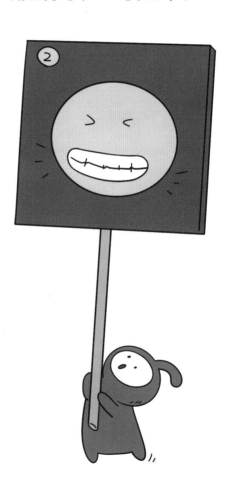

有药王之称的古代名医孙思邈就特别推崇叩天钟，
他的长寿诗歌《枕上记》明确记载了"撞动景阳钟，叩齿三十六"。

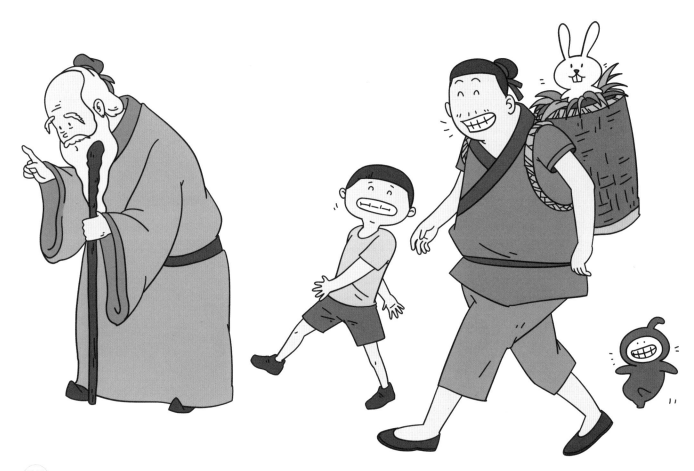

小朋友，让我们坚持叩齿，一起养护我们的肾脏吧。

小贴士

叩齿的时候需要集中精神，以免咬到舌头。

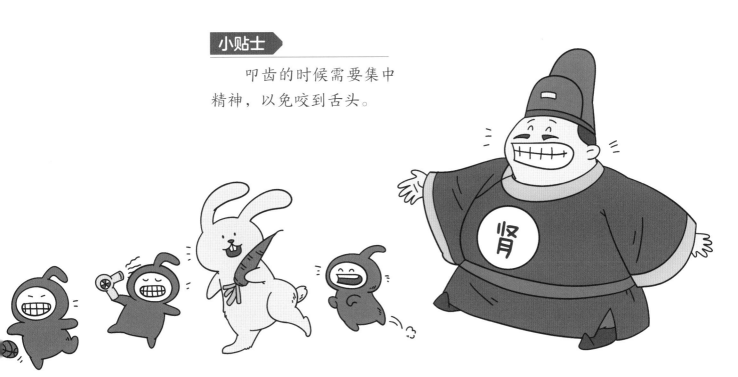

图书在版编目（CIP）数据

人体之根肾总管 / 春芽著；瓦西李，李筱甜绘. — 长沙：
湖南科学技术出版社，2023.11
（我是小中医）
ISBN 978-7-5710-2551-9

Ⅰ.①人… Ⅱ.①春… ②瓦… ③李… Ⅲ.①中国医药学－
儿童读物 Ⅳ.①R2-49

中国国家版本馆 CIP 数据核字(2023)第 226992 号

WO SHI XIAOZHONGYI

我是小中医

RENTI ZHI GEN SHEN ZONGGUAN

人体之根肾总管

著　者：春　芽
绘　者：瓦西李　李筱甜
出 版 人：潘晓山
责任编辑：邹　莉　张叔琦
出版发行：湖南科学技术出版社
社　　址：长沙市芙蓉中路一段 416 号泊富国际金融中心
网　　址：http://www.hnstp.com
湖南科学技术出版社天猫旗舰店网址：
　　　　　http://hnkjcbs.tmall.com
邮购联系：0731-84375808
印　　刷：湖南省众鑫印务有限公司
　　　　　（印装质量问题请直接与本厂联系）
厂　　址：长沙县榔梨街道梨江大道 20 号
邮　　编：410100
版　　次：2023 年 11 月第 1 版
印　　次：2023 年 11 月第 1 次印刷
开　　本：889mm×600mm　1/12
印　　张：$3\frac{1}{3}$
字　　数：24 千字
书　　号：ISBN 978-7-5710-2551-9
定　　价：26.00 元